BEI GRIN MACHT SICH IHR WISSEN BEZAHLT

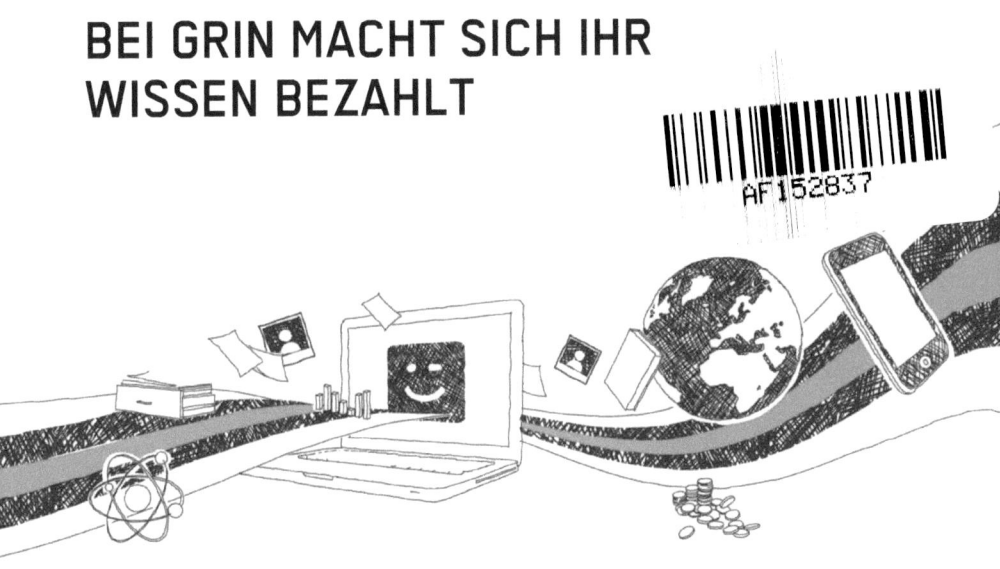

- Wir veröffentlichen Ihre Hausarbeit, Bachelor- und Masterarbeit

- Ihr eigenes eBook und Buch - weltweit in allen wichtigen Shops

- Verdienen Sie an jedem Verkauf

Jetzt bei www.GRIN.com hochladen und kostenlos publizieren

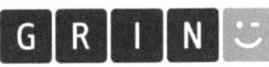

Bibliografische Information der Deutschen Nationalbibliothek:

Die Deutsche Bibliothek verzeichnet diese Publikation in der Deutschen National-
bibliografie; detaillierte bibliografische Daten sind im Internet über http://dnb.d-
nb.de/ abrufbar.

Dieses Werk sowie alle darin enthaltenen einzelnen Beiträge und Abbildungen
sind urheberrechtlich geschützt. Jede Verwertung, die nicht ausdrücklich vom
Urheberrechtsschutz zugelassen ist, bedarf der vorherigen Zustimmung des Verla-
ges. Das gilt insbesondere für Vervielfältigungen, Bearbeitungen, Übersetzungen,
Mikroverfilmungen, Auswertungen durch Datenbanken und für die Einspeicherung
und Verarbeitung in elektronische Systeme. Alle Rechte, auch die des auszugsweisen
Nachdrucks, der fotomechanischen Wiedergabe (einschließlich Mikrokopie) sowie
der Auswertung durch Datenbanken oder ähnliche Einrichtungen, vorbehalten.

Impressum:

Copyright © 2006 GRIN Verlag, Open Publishing GmbH
Druck und Bindung: Books on Demand GmbH, Norderstedt Germany
ISBN: 9783638773591

Kirsten Herrmann

Leitlinien - ein Instrument zur Qualitätssicherung im Total Quality Management

GRIN Verlag

GRIN - Your knowledge has value

Der GRIN Verlag publiziert seit 1998 wissenschaftliche Arbeiten von Studenten, Hochschullehrern und anderen Akademikern als eBook und gedrucktes Buch. Die Verlagswebsite www.grin.com ist die ideale Plattform zur Veröffentlichung von Hausarbeiten, Abschlussarbeiten, wissenschaftlichen Aufsätzen, Dissertationen und Fachbüchern.

Besuchen Sie uns im Internet:

http://www.grin.com/

http://www.facebook.com/grincom

http://www.twitter.com/grin_com

Leitlinien – ein Instrument zur Qualitätssicherung im Total Quality Management

Seminar: Evaluation- und Qualitätsmanagement

Wintersemester 2005/06
5. Semester
Studienleistung: Hausarbeit
Kirsten Herrmann

Datum: 12.1.2006

HAWK Hochschule für angewandte Wissenschaft und Kunst
Fachhochschule Hildesheim/Holzminden/Göttingen
Fakultät Soziale Arbeit und Gesundheit
Studiengänge für Logopädie, Physiotherapie und Ergotherapie

HAWK Hochschule für angewandte Wissenschaft und Kunst
Fachhochschule Hildesheim/Holzminden/Göttingen
Fakultät Soziale Arbeit und Gesundheit
Studiengänge für Logopädie, Physiotherapie und Ergotherapie

1 Einleitung

Die sich immer schneller verändernden Anforderungen an das Gesundheitswesen erfordern eine Auseinandersetzung mit Leitgedanken und Grundkonzepten der Qualitätsförderung. „Systematische Qualitätsförderung in Praxis und Klinik ist eine Herausforderung, deren erfolgreiche Bewältigung uns allen - Patienten wie Beschäftigten im Gesundheitswesen - nutzen kann" (F. M. Gerlach, 2001, S V). Zu den in der Diskussion stehenden Entwicklungen gehören neben Leitlinien, evidenzbasierter Medizin und anderen Themen auch Qualitätsmanagementsysteme, z. B. das TQM (Total Quality Management). Nach Kopp (2002, S. 223) sei der zunehmende ökonomische Druck, ein sich immer rascher erneuendes Wissen, extreme Variationen klinischer Praxis und auch die verändernde Rolle des Patienten, Grund für tiefgreifende Reformen des Gesundheitswesens. Ziele dieser Reformen seien Verbesserung von Qualität und (Kosten-) Effektivität der Versorgung unterstützt von Leitlinienprogrammen. Für die Ärzte sind schon allerhand Leitlinien entwickelt worden, während die Physiotherapie noch am Anfang steht. Die Diskussion um Leitlinien ist durchaus auch unter Ärzten kontrovers. Die Problematik medizinischer Leitlinien, die Begrifflichkeit und praktische Umsetzung wird Gegenstand folgender Arbeit sein.

2 Leitlinien Chancen und Grenzen

Leitlinien der medizinischen Versorgung (Clinical Practice Guidelines) sind „systematisch entwickelte Feststellungen mit dem Ziel, die Entscheidungen von Ärzten und Patienten über eine angemessenen Gesundheitsversorgung für spezifische klinische Situationen zu unterstützen" (Field, Lohr, 1990, in Kopp, 2002, S.224).

Schon die Definition zeigt die Herausforderung oder den Widerspruch von Leitlinien. „Feststellungen" implizieren Stagnation. Die Medizin ist an sich eine Wissenschaft, die in sich viele Weiterentwicklungen hat und mit ökonomisch/politischen Innovationen gehen muss.

2.1 Abgrenzung der Begriffe

Die Empfehlung, Richtlinie, Leitlinie, Standard und Norm seien unscharf gewählte Begriffe (Bauer in Eichhorn, 1998, S 163ff). **Empfehlungen** haben den unverbindlichsten Charakter. Man kann sie befolgen. Wobei eine

HAWK Hochschule für angewandte Wissenschaft und Kunst
Fachhochschule Hildesheim/Holzminden/Göttingen
Fakultät Soziale Arbeit und Gesundheit
Studiengänge für Logopädie, Physiotherapie und Ergotherapie

Richtlinie, die von der Bundesärztekammer als verbindlich verabschiedet wurde den höchsten Verbindlichkeitsgrad hat. Ein Arzt muss sich nach ihnen richten und setzt sich bei Schäden strafbaren Konsequenzen aus. Von der **Leitlinie** solle man sich leiten lassen. Sie legt einen Handlungskorridor fest, der sich in rationalen Grenzen bewäge, wobei Überschreitungen einer Begründung bedürfen. Leitlinien sind weder haftungsbefreiend noch haftungsbegründend. Für effektive und effiziente Leitlinien ergeben sich besondere Anforderungen in der Formulierung. In folgendem Zitat wird deutlich, dass Bauer die Nähe der Leitlinien zur evidenzbasierten Medizin unterstreicht und warum eine saubere Abgrenzung wichtig ist „Dies betrifft ihre Gültigkeit und Reliabilität (Zuverlässigkeit in der Anwendung) sowie klinische Flexibilität (Zuverlässigkeit von Abweichungen)." Auch gerlach sieht die Notwendigkeit der Abgrenzung. Ein **Standard** sei, so definiert Gerlach (2001, S. 23ff), eine maßgebliche Aussage über minimal akzeptable, optimale oder einen Toleranzbereich akzeptabler Versorgungsprozesse bzw. – ergebnisse. Dem Begriff **Norm** räumt Gerlach drei mögliche Definitionen ein: 1) übliche Ausprägung eines Phänomens, das als Kriterium dienen kann. 2) allgemeine Regeln, die angeben was eine gute Versorgung ausmacht, 3) Vereinheitlichung von materiellen und immateriellen Gegenständen zum Nutzen der Allgemeinheit.

2.2 Ziele von Leitlinien

Die AWMF (Arbeitsgemeinschaft Wissenschaftlicher Medizinischer Fachgesellschaften) hat sich auf folgende Ziele geeinigt so Kopp (2002, S. 225):

- Verbessern der Qualität ärztlicher und nicht ärztlicher Leistungen,
- Verbesserung der klinischen Forschung,
- Verhaltensänderung von medizinischem Personal und Patienten durch Empfehlungen, nicht Richtlinien,
- Stringentere Versorgung bei Erhalt der ärztlichen Entscheidungsfreiheit innerhalb von Korridoren,
- Kostenersparnis durch vermeiden unnötiger diagnostischer und therapeutischer Verfahren,
- Verbessern der Wissensvermittlung für alle im Gesundheitssystem tätigen und für Patienten.

4

HAWK Hochschule für angewandte Wissenschaft und Kunst
Fachhochschule Hildesheim/Holzminden/Göttingen
Fakultät Soziale Arbeit und Gesundheit
Studiengänge für Logopädie, Physiotherapie und Ergotherapie

2.3 Kritische Faktoren

In Deutschland standen Kostendämpfungsbemühungen und Beitragssatzstabilität im Rahmen des Versicherungssystems im Vordergrund (Kopp, 2002, S. 223). Leistungserbringer wurden unter starken finanziellen Druck gesetzt, deshalb wurde in den 90-igern Qualitätssicherung und Effizienz von Leistungen zum Thema. „Die Wirtschaftlichkeit der therapeutischen Intervention spielte traditionell eine untergeordnete Rolle, solange sich die Verwaltungen auf die Verteilung ausreichend vorhandener Mittel beschränken konnte." (Eichler, 1997, S. 92) Angesichts der angespannten Kostensituation werde sich eine Entscheidung für die jeweils sinnvollste Intervention sich sowohl auf deren Wirksamkeit als auch auf deren Kosten gründen müssen. Nach Eichler fehlen allerdings Kriterien zur Diskriminierung von erfolgreichen oder weniger erfolgreichen Interventionen. Abgesehen vom Kostenfaktor verweist Kopp (2002 S.224) auf Partikularinteressen einzelner Gruppen „Die Recherche, Interpretation und Umsetzung wissenschaftlicher Erkenntnisse sind nicht interessenfrei."

2.4 Motive unterschiedlicher Interessensgruppen

Leistungserbringer

Von Seiten der Leistungserbringer bestehen erhebliche Bedenken, die Therapiefreiheit sei bedroht, das Arzt - Patienten - Verhältnis erheblich gestört, die Versorgungsqualität im Individualfall unzumutbar eingeschränkt. Eine weitere Gefahr sei die Verrechtlichung der Medizin, eine Außensteuerung durch Politik, Krankenkassen und Gerichte, einer Schematisierung ärztlichen Handelns unter Zurückdrängung der persönlichen Intuition und Verantwortung des Arztes, sowie auch die Gefahr einer übertriebenen Defensivmedizin. Auf der anderen Seite hat sich durchgesetzt, dass Leitlinien als Orientierungspunkte für eine qualitätsgesicherte Medizin durchaus sinnvoll seien. So werden bei anhaltender Knappheit der Mittel, Leitlinien heute geradezu als Hoffnungsträger gesehen. Sie sollen der vermeintlichen Beliebigkeit der Versorgung ein Ende setzen, diese auf hohem Niveau stabilisieren. Für unbestritten hält Bauer (in Eichhorn 1998, S.161), dass Leitlinien eine Grundlage für rationales ärztliches Handeln legen.

HAWK Hochschule für angewandte Wissenschaft und Kunst
Fachhochschule Hildesheim/Holzminden/Göttingen
Fakultät Soziale Arbeit und Gesundheit
Studiengänge für Logopädie, Physiotherapie und Ergotherapie

Patienten

Bauer akzeptiert (in Eichhorn 1998, S. 167) den legitimen Patientenwunsch nach Information und sieht eine Publikation im Internet diesem Bedürfnis entgegenkommend. 2001 wird vom Europarat (2001, S. 19) gefordert, dass Leitlinien den Patienten darin unterstützen sollen, informierte Entscheidungen zu treffen. In 2002 spricht Kopp (S. 224) inzwischen von einem shared – decision - making. Die veränderte Rolle des Patienten wird deutlich. Mithilfe von Leitlinien informiert, werden sie vom Arzt Behandlungs- oder Untersuchungsschritte einfordern, bzw. in Entscheidungsfindungen mit eingebunden werden wollen. Sie haben ein Anrecht zu erfahren, welche Leistungsansprüche ihnen zustehen. Patienten sind sicherlich nicht als homogene Gruppe zu sehen, auch diese werden je nach Betroffenheit unterschiedliche Interessensgruppen bilden.

Versicherungsträger/Kostenträger

Eine Gleichmäßigkeit von Versorgung wollen Versicherungsträger/ Kostenträger gewährleisten und der Beliebigkeit von Versorgung ein Ende setzen. Sie wollen ein qualitatives ökonomisches Versorgungsraster schaffen. Leitlinien sollen aufdecken, wo eine unzureichende Behandlung, wie aber auch Überdiagnostik und Übertherapie stattfindet. Aspekte der Rationalisierung und Rationierung werden von ihnen in medizinisch, ökonomisch evaluierten Leitlinien gefordert.

Gesundheitsökonomische Aspekte

Der Sachverständigenrat für die Konzertierte Aktion im Gesundheitswesen stellte fest, dass Leitlinien auf wissenschaftlichen Sachverstand beruhen müssen, ohne dass sie von der Wissenschaft alleine diktiert werden (Bauer in Eichhorn 1998, S. 166). Somit verankert sich der Sachverständigenrat in der wissenschaftlichen Entscheidung. Eine Festlegung erfolgt auch hinsichtlich der ökonomischen Vertretbarkeit und Finanzierbarkeit.

Das Selbstverwaltungsorgan des Bundesausschusses entscheidet, welche Leistungen von der Solidargemeinschaft übernommen werden. „Somit dienen Leitlinien aus Sicht der liberalen Gesundheitsökonomie auch der Verstärkung der rationalen Wahlmöglichkeiten und damit Mitwirkungsmöglichkeiten der Patienten als Leistungsempfänger und der Versicherten als Mittelaufbringen" (Neubauer, 1997 in Bauer 1998, S. 167).

HAWK Hochschule für angewandte Wissenschaft und Kunst
Fachhochschule Hildesheim/Holzminden/Göttingen
Fakultät Soziale Arbeit und Gesundheit
Studiengänge für Logopädie, Physiotherapie und Ergotherapie

Es wird eine Formulierung wissenschaftlicher Standards zur Vergleichbarkeit verschiedener Anbieter und damit einer größere Transparenz gefordert.

Juristische Aspekte

Die Definition der Grundanforderung für Art, Umfang, Dauer ärztlicher Behandlung schafft eine rechtserzeugende Wirkung im organisatorischem Bereich. Methodenfreiheit bedeutet keine Bindungslosigkeit und entbindet nicht dem Rechtfertigungszwang bei Abweichung. Leitlinien schaffen durch schnellere Informationsmöglichkeit, eine Grundlage auf derer es zu weniger Behandlungsfehlern kommen muss und reduzieren forensische Risiken bei Behandlungsmisserfolgen, da man sich auf sie berufen kann. Leitlinien werden eine Hilfe für medizinische Sachverständige, da sie den jeweiligen Stand der medizinischen Wissenschaft beschreiben. Detaillierte Leitlinien erzeugen einen strengen rechtlichen Prüfungsmaßstab. Der Weg des geringsten Risikos führt zu Kosten treibenden Defensivmedizin (Bauer in Eichhorn 1998, S 168).

2.5 Welche Organisationen erstellen Leitlinien?

Grundsätzlich können Leitlinien überall erstellt werden. Die Akzeptanz der Leitlinie macht sie sozusagen interessant. Organisationen z.B. die WHO beruft sich in einigen Entscheidungen auf Leitlinien. Der Europarat und die Europäische Union (AGREE – Projekt) beteiligen sich aktiv an der Erstellung. Die AWMF hat sich ganz diesem Thema verschrieben. Clearingstelle verbindet zu diesem Thema einige Organisationen (Ärztliche Zentralstelle für Qualitätssicherung (ÄZQ), Bundesärztekammer (BÄK), Kassenärztliche Bundesvereinigung (KBV), Deutsche Krankenhausgesellschaft (DKG), Spitzenverbände der Krankenversicherungen. Die IOM (Institut für Medizin/Akademie der Wissenschaft der Vereinigten Staaten) setzt sich mit Leitlinien und ihrer Qualität auseinander. Datenbanken lesen sie entsprechend ihrer Qualität ein. 250 verschiedene physiotherapeutische Leitlinien sind der Zeit in der Datenbank PEDro zu finden (5.1.06). Diese Liste kann beliebig weitergeführt werden.

HAWK Hochschule für angewandte Wissenschaft und Kunst
Fachhochschule Hildesheim/Holzminden/Göttingen
Fakultät Soziale Arbeit und Gesundheit
Studiengänge für Logopädie, Physiotherapie und Ergotherapie

2.6 Systematik der Entwicklung von Leitlinien

2.6.1 Prozess der Leitlinienerstellung

Abb. 1 (Europarat-Empfehlung Rec (2001) 13 S.22).

Überblick über den Prozess der Erstellung und Nutzung von Leitlinien

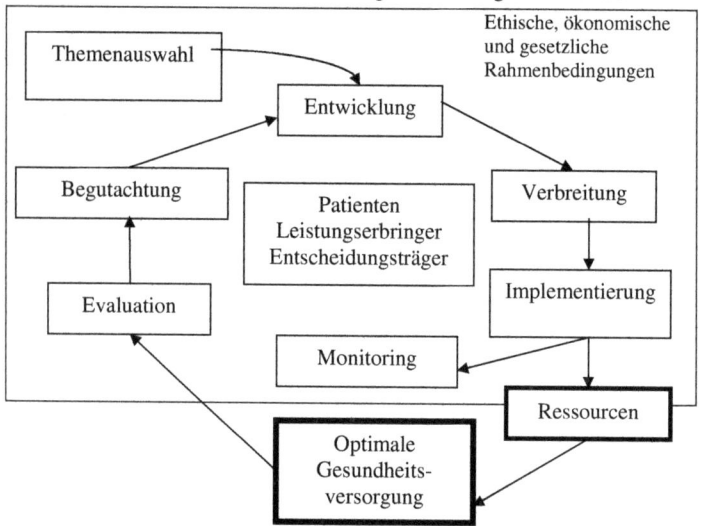

Da die Entstehung von Leitlinien ein sehr komplexer und langdauernder Prozess ist, bedarf es einer Priorisierung von Leitlinienthemen. Im Idealfall legen Leistungserbringer, Epidemiologen, Entscheidungsträger und Bürger diese gemeinsam fest und nutzen sie auf nationaler, regionaler und kommunaler Ebene sowie auf der Ebene des einzelnen Patienten. Den größten Nutzen haben sie, wenn medizinischer Leistungserbringer wie auch Laie sie verstehen. Die Erstellung einer guten Leitlinie erfordert 9 –24 Monate Arbeit (Europarat-Empfehlung Rec.(2001)13 S.22/25).

Qualitätsspirale

Ruprecht et al (in Gerlach, 2001, S. 19) stellen die Erstellung und Nutzung von Leitlinien ähnlich da wie der Europarat. Um eine Zeitachse entwickelt sich eine Qualitätsspirale. Evaluation und Problemlösung wechseln sich stetig ab. Ist ein Thema gewählt, wird ein fortlaufendes Monitoring oder Beobachten durchgeführt und dokumentiert. Qualitätskriterien werden ausgewählt oder liegen gegebenenfalls schon als Leitlinie oder Standard vor. Probleme können erkannt werden, nach einer Problemauswahl und

HAWK Hochschule für angewandte Wissenschaft und Kunst
Fachhochschule Hildesheim/Holzminden/Göttingen
Fakultät Soziale Arbeit und Gesundheit
Studiengänge für Logopädie, Physiotherapie und Ergotherapie

–analyse, werden Lösungsvorschläge erarbeitet. Lösungsvorschläge werden in die Praxis umgesetzt. Erneut werden die Probleme überprüft, beseitigt und ständig die Qualität verbessert. Diese Darstellung zeigt deutlich, das eine Leitlinie nicht starr sein kann („Fest"stellung), sondern ein ständiger Prozess der Entwicklung stattfindet. Die amerikanische Agency for Health Care Policy spricht von einem „quality management cycle". „Planing – doing – acting" auch in Gerlach (2001, S.18) gehen die Autoren von einem ständig evaluiertem Prozess aus.

Diese Auffassung wird auch von der AWMF geteilt, so Kopp (2002, S. 224ff) sei eine Verbesserung nach den Prinzipien des Qualitätsmanagements als kontinuierlicher Prozess aufzufassen, basierend auf dem PDCA-Zyklus (Plan-Do-Check-Act) nach Deming. Die AWMF hat seid 1995 ein nationales Leitlinienprogramm aufgebaut. Es besteht zwei Teilen, dem Entwicklungskonzept für Leitlinien und dem Implementierungssystem. Es geht von einer ständigen Entwicklung und kontinuierlichen Qualitätsverbesserung aus. Das Konzept der Entwicklung umfasst einen Dreistufenprozess. In der ersten Stufe erarbeitet eine Expertengruppe der AWMF im informellen Konsens eine Leitlinie (S1), die vom Vorstand verabschiedet wird. In der zweiten Stufe wird erneut über die S 1 Leitlinie in einem formalen Konsensusverfahren (nominaler Gruppenprozess, Delpimethode und Konsensuskonferenz, für die Durchführung wird die Mitarbeit von Methodikern als hilfreich eingeschätzt) als Leitlinie (S2) verabschiedet. S2 Leitlinien enthalten eine Diskussion der Evidenz über verabschiedete Statements. Die dritte höchsten Entwicklungsstufe beinhaltet fünf Kriterien (formaler Konsensus, algorithmische Logik, Evidenzbasierung, Entscheidungsanalyse, Outcome Analyse) und entspricht damit im internationalem Vergleich höchsten Qualitätsanforderungen.

2.6.2 Qualität von Leitlinien

Die Qualität von Leitlinien kann anhand verschiedener Parameter bemessen werden

Validität und Evidenz

Die interne Validität setzt sich aus einer systematischen Auswahl und Bewertung der Evidenz zusammen. Die externe Validität setzt sich mit der Frage auseinander ob die Versorgung positiv beeinflusst wird. Evidenz wird in V Grade nach Arten aufgeteilt und nach zugrunde gelegten Arbeiten beurteilt:

HAWK Hochschule für angewandte Wissenschaft und Kunst
Fachhochschule Hildesheim/Holzminden/Göttingen
Fakultät Soziale Arbeit und Gesundheit
Studiengänge für Logopädie, Physiotherapie und Ergotherapie

Grad der Evidenz	Art der Evidenz
I	Harte Evidenz beruhend auf mindestens einem systematischen Review, das verschiedene gute randomisierte Studien mit gutem Design einschließt
II	Harte Evidenz beruhend auf mindestens einer kontrollierten Studie angemessener Größe mit gutem Design.
III	Evidenz beruhend auf nicht randomisierten Studien mit gutem Design
IV	Evidenz beruhend auf nicht experimentellen Studien und gutes Design und von mehr als einem Zentrum oder mehr als einer Forschergruppe durchgeführt
V	Meinung respektierter Experten, beruhend auf kritischer Evidenz , deskriptive Studien oder Berichte von Expertenkomitees

(In Anlehnung an Cookie & Sackett, 1996, S. 551 – 567).

DELBI (Deutsches Instrument zur methodischen Leitlinien-Bewertung) am 7.6.2005 veröffentlicht vom Ärztlichen Zentrum für Qualität in der Medizin zusammen mit der Leitlinienkommission AWMF. Es ersetzt die 2000 entwickelte Checkliste „Methodische Qualität von Leitlinien". DELBI ist eine Möglichkeit für Anwender und Entwickler von Leitlinien, deren methodologische Qualität zu beurteilen, der Inhalt wird bei diesem Werkzeug nicht berücksichtigt.

Die Leitlinie kann folglich innerhalb bewertet werden, wie auch in der Methode mit der sie angewendet werden.

In allen drei vorgestellten Entwicklungsmöglichkeiten für Leitlinien (Europarat, Qualitätsspirale, AWMF) wird Qualität diskutiert. In allen Modellen wird deutlich, dass die Leitlinienerstellung niemals abgeschlossen ist, sondern ein ständiger Arbeitsprozess ist. Veranschaulicht wird dieser Punkt am deutlichsten in der Qualitätsspirale. Der Europarat setzt einen Schwerpunkt auf den Nutzen von Leitlinien, die AWMF bezieht auch die Evidenz stark mit ein. Kopp (2002, S. 224) diskutiert an dieser Stelle kulturelle Unterschiede, so sei die Medizin in den USA stark Evidenz geprägt, während in Deutschland Ärzte Fachwissen mit der ärztlichen Intuition verbinden möchten. Die AWMF hat sehr umfassend das Leitlinienthema aufgearbeitet, kooperiert international, mit anderen Verbänden bezieht Schwierigkeiten der Umsetzung mit ein und hat. Leitlinien, die nicht nach zwei Jahren überarbeitet sind, werden entfernt.

HAWK Hochschule für angewandte Wissenschaft und Kunst
Fachhochschule Hildesheim/Holzminden/Göttingen
Fakultät Soziale Arbeit und Gesundheit
Studiengänge für Logopädie, Physiotherapie und Ergotherapie

2.6.3 Akzeptanz

Mögliche Gründe der Ablehnung

Die Organisationsmerkmale von Gesundheitseinrichtungen weisen in der Regel einen schwach ausgeprägten Organisationsgrad mit strikten, steilen Hierarchien auf (Eichler, 1997, S. 93 ff). TQM misst der kontinuierlichen Verbesserung einen hohen Stellenwert bei. An dieser Stelle werden starke Schwierigkeiten entstehen. Steile Hierarchien widersprechen der Anforderung einer weitgehenden funktionierenden Interdisziplinarität der verschiedenen Fachleute. Oft fehlen berufs- und abteilungsübergreifende Team- und Kommunikationsstruktur. Es besteht hohe fachliche Qualifikation und eine niedrige Führungsqualifikation. Kopp konstatiert für die AWMF (2002, S 229), dass ein mangelndes Interesse für die Bedeutung von Leitlinien besteht, Befürchtungen existierten, dass aus Leitlinien Richtlinien werden. Es besteht die Schwierigkeit einen kompetenten arbeitsarmen Fachmann zu finden. Zu der Furcht vor zusätzlicher Arbeitsbelastung kommt Geringschätzung oder Unklarheit des Amtes Leitlinienbeauftragter zu sein, dazu gesellt sich ein Mangel an wissenschaftlicher Reputation. Ein Hauptproblem stellt die Evidenzbeurteilung und mangelndes Know-how dar. Auf politischer Ebene entstehen Widerstände durch unüberschaubare politische Dimensionen und Diskrepanzen zwischen Kammern und KV' en. Im Bereich der Softskills entstehen Störungen durch Misstrauen, Berührungsängste einzelner Partner, Konflikte, Fehlender Konsens in der Gruppe oder auch das unerwünscht sein weiterer Gruppen. Kosten sind die größte Barriere.

Barrieren der Verhaltensänderung - Diffusion von Innovation

Sicherlich sind zielgruppenspezifische Strategien bei der Implementierung von Innovationen förderlich und können einige Gründe, der oben genannten Abwehrhaltungen erklären. Um Rogers zu zitieren "Diffusion is the prozess by which an innovation is communicated through certain channels over time among the members of a social system ." (in Gerlach 2001, S.225 ff)

Rogers beschreibt 5 Personentypen, die auf verschiedene Arten mit Innovationen umgehen. "Innovaters" sind Pioniere neuer Entwicklungen, gekennzeichnet durch ein aktives Suchverhalten nach Neuerungen, gefolgt von den "Early adopters" die als anerkannte Meinungsführer, da stärker zu wichtige Multiplikatoren werden. Sie haben oft die Aufgabe der Innovationsentscheidung. Die "Early majority" wird den Multiplikatoren folgen. Während die "Late majority" abwartet, um dann dem Gruppendruck

HAWK Hochschule für angewandte Wissenschaft und Kunst
Fachhochschule Hildesheim/Holzminden/Göttingen
Fakultät Soziale Arbeit und Gesundheit
Studiengänge für Logopädie, Physiotherapie und Ergotherapie

zu folgen. Grundsätzlich misstrauisch und ablehnend gegenüber Neuerungen verhalten sich die "Laggards".

3 Systematik der Umsetzung von Leitlinien

„Leitlinien sind als Instrument der Verbesserung fester Bestandteil des Qualitätsmanagements im Gesundheitswesen, andererseits benötigt ihre Entwicklung selbst ein Qualitätsmanagement." (Kopp 2002, S. 224ff) Implementierung. Die AWMF definiert an dieser Stelle ihren zweiten Schritt für die Leitlinienarbeit. Analysen zur Effektivität von Leitlinien haben gezeigt, das von der Zielgruppe selbst erstellte Leitlinien die größten Erfolgschancen bezüglich Implementierung und Ergebnisqualität haben (siehe Rogers).

Bei der Implementierung wird im ersten Schritt die Leitlinie systematisch entwickelt, im zweiten wird die Leitlinie selbst implementiert. Gruppen einzelner Fachgesellschaften, Fachexperten, Leistungsträger, Methodiker erarbeiten eine Leitlinie, der Leitlinienbeauftragte hat Kontakt mit der Clearingstelle und nimmt an Fortbildungen teil. Beschlüsse werden interdisziplinär getroffen. Die Prioritätensetzung trägt die Gruppe vor, das Ergebnis wird ein Level weiter besprochen und beschlossen. Die AWMF bildet die Informationssteuerungszentrale, berät, gibt Trainingsmaterialien heraus, organisiert, vermittelt Experten, moderiert, betreibt die Internetpflege. In halbjährlich finden Konferenzen statt, es existiert ein „train the trainer" Programm. Es besteht ein systematisch strukturiertes kommunikatives Netzwerk. Um die Leitlinien zu implementieren, findet nicht nur eine Dissemination statt, sondern auch eine continuos medical education bei denen opinion leaders gewonnen werden sollen, outreach visits und academic detailing, Audit und Feedback sind integrale Bestandteile. Motivation erfolgt durch gezielte Unterstützung in Problembereichen.

3.1 TQM (Total Quality Management)

Als Unternehmensphilosophie setzt TQM auf kontinuierliche Verbesserung (Learning Organisation), auf den einzelnen Mitarbeiter (Empowerment), delegiert Prozessverantwortung, macht Teamstrukturen zur Regelorganisation (Self Directed Work Teams) und macht viele Hierarchien überflüssig (Lean Management). Nicht selten wird zunächst organisatorische Weichenstellung (Reengineering) nötig, bevor TQM

HAWK Hochschule für angewandte Wissenschaft und Kunst
Fachhochschule Hildesheim/Holzminden/Göttingen
Fakultät Soziale Arbeit und Gesundheit
Studiengänge für Logopädie, Physiotherapie und Ergotherapie

Chancen haben könnte. (Hildebrandt, in Spörkel, 1997, S. 164). Leitlinien können in dieser Qualitätsmanagementstruktur genutzt werden. Total - alle Bereiche (Führung –Mitarbeiter, Kurativ – Prävention) werden mit einbezogen. Quality - Kundenorientierung wird innerbetrieblich, wie auch außerbetrieblich. realisiert. Management - Die Qualitätsphilosophie ist durch ein gelebtes Führungskonzept (Partizipation und Delegation) auf Dauer abgesichert. Es besteht ein qualitätsorientiertes Rechnungs- und Berichtswesen, Qualität ist ein Fundament der Unternehmenskultur.

3.2 Anforderungen

Bis heute sei die Wirksamkeit medizinisch therapeutischer Leistungen nicht transparent oder anhand von Datenmaterial nachweisbar. Nachweise werden mit dem Hinweis auf die unbestrittene Professionalität der Berufsgruppen nicht erbracht und da mit sei die Chance verspielt anhand von objektivierbaren Messgrößen eine ständige Verbesserung der therapeutischen Prozesse zu erreichen. Häufig sei mit der „Individualität" der Patienten argumentiert, die eine systematische Prozesssteuerung erschwere. Angesichts der Kostensituation müsse sich eine Entscheidung für die jeweils sinnvollste Intervention auf deren Wirksamkeit, wie auch auf deren Kosten gründen. Immer noch sei es den medizinischen Experten vorbehalten ein Urteil über den Erfolg therapeutischer Intervention zu fällen, dieses widerspricht dem Anspruch der Patient stehe im Mittelpunkt. Der Patient müsse die Qualität der Leistungen von Gesundheitseinrichtungen durch systematische und konstruktive Kritik, etwa über Patientenbefragungen hinterfragen und verbessern helfen. (Eichler, 1997, S. 91-112). Strategien der Implementierung von Total Quality Management fordern den Patienten systematisch in ein Urteil über den Erfolg therapeutischer Leistungen und Interventionen mit ein zu beziehen. Es muss Transparenz geschaffen werden und eine nachvollziehbare Datenlage zur Evaluation. Leitlinien bieten eine Grundlage.

13

HAWK Hochschule für angewandte Wissenschaft und Kunst
Fachhochschule Hildesheim/Holzminden/Göttingen
Fakultät Soziale Arbeit und Gesundheit
Studiengänge für Logopädie, Physiotherapie und Ergotherapie

4 Fazit

TQM und die Leitlinien verzahnen sich optimal. Leitlinien haben die gleiche Struktur, den Anspruch der ständigen Evaluation und bieten Parameter zur Leistungsbeurteilung. Leitlinien können ein Hilfsmittel oder Tool im TQM sein, um der Forderungen nach Wirksamkeit medizinischer – therapeutischer Leistungen nachzukommen, Nachweis anhand von Messgrößen zu erstellen, um eine ständige systematische Prozesssteuerung zu ermöglichen und Kriterien zur Wirtschaftlichkeit zugrunde zu legen. Gleichzeitig bieten das TQM die Struktur in der Leitlinien erarbeitet und implementiert werden (siehe AWMF). Tragenden kommunikativen Strukturen transportieren die Informationen zwischen den verschiedenen Ebenen (Kostenträger, Leistungserbringer, Patient). Fraglich ist

- ob die Leistungserbringen ihren Bildungsstand aktualisieren
- ob der finanzielle Aufwand geleistet werden kann, die Leitlinien weiter zu entwickeln
- ob sich Interessensverbände etablieren, die das Geld haben entsprechend Forschung zu betreiben (Gerätemedizin, Gerätehersteller)

Die AWMF hat das Thema Leitlinien sehr komplex (veränderte Rolle des Patienten, Soziodemographische Bevölkerungsgruppen, Interkulturelle Unterschiede, Innovationsmechanismen, Qualitätsmanagementsysteme, EBM) bearbeitet. Bei allen Einwänden bietet Leitlinienarbeit die Chance, ungünstige Organisationsstrukturen und Hierarchien aufzubrechen. Stehen sie alleine werden sie wenig bewirken.

Die Notwendigkeit eine Systematik in physiotherapeutischen Überlegungen, Prozesse, Ergebnisse und Evaluation zu bringen ist außer jeder Diskussion. Die Physiotherapie liegt in ihrer Entwicklung hinter denen des gesamten Gesundheitssystems zurück. Systematische kommunikative Strukturen und Qualitätsmanagementsysteme werden sehr träge eingeführt, viele Einrichtungen kämpfen um regelmäßige Mitarbeiterbesprechungen.

Effektiv und effizient kann es für die Physiotherapie sein, sich der AWMF anzuschließen und dort gewonnene Erfahrungen zu übernehmen. Sich zu vernetzen und in die Leitlinienarbeit in zwei Stufen einzusteigen. In der ersten Stufe sich in den ärztlichen Empfehlungen zu etablieren, wo die Wirksamkeit der physiotherapeutischen Intervention nachgewiesen wird und in der bestehenden Systematik S 3 Leitlinien eigene Leitlinien zu

HAWK Hochschule für angewandte Wissenschaft und Kunst
Fachhochschule Hildesheim/Holzminden/Göttingen
Fakultät Soziale Arbeit und Gesundheit
Studiengänge für Logopädie, Physiotherapie und Ergotherapie

entwickeln und Implementierungsstrukturen zu übernehmen. Die von der AWMF angestrebte interdisziplinäre Arbeit wäre bereichert durch eine weitere Profession. So produzieren nach Kopp (2002, S.231) multidisziplinär zusammengesetzte Gruppen im höheren Maße qualitative hochwertige Problemlösungen von höherer Akzeptanz als homogene Gruppen.

HAWK Hochschule für angewandte Wissenschaft und Kunst
Fachhochschule Hildesheim/Holzminden/Göttingen
Fakultät Soziale Arbeit und Gesundheit
Studiengänge für Logopädie, Physiotherapie und Ergotherapie

5 Literaturverzeichnis

Bauer, H. (1998). Leitlinien als Grundlage rationalen ärztlichen Handelns. In Eichhorn, S. Chancen und Risiken von Managed Care (S.160 – 172).Stuttgart: Kohlhammer

Cookie & Sackett (1996). Evidence based obstetrics and gynecology. Clinical Obstetrics and Gynecology; 10: 551-567

Eichler, A. (1997). Strategien der Implementierung von Total Quality Management. In Spörkel, H. et al. Total Quality Management im Gesundheitswesen. (S. 91-112). Weinheim: Beltz

Europarat, Rec(2001)13 Empfehlung des Europarates und erläuterndes Memorandum. Entwicklung einer Methodik für die Ausarbeitung von Leitlinien für optimale medizinische Praxis. Deutschsprachige Ausgabe. Bern (Verbindung der Schweizer Ärztinnen und Ärzte), Köln (Ärztliche Zentralstelle Qualitätssicherung), Wien (Ludwig Boltzmann Institut für Krankenhausorganisation), November 2002

Gerlach, F.M.(2001) Qualitätsförderung in Praxis und Klinik. Stuttgart: Thieme (S:V)

Hildebrand, R.(1997). TQM im Krankenhaus. In Spörkel, H. et al. Total Quality Management im Gesundheitswesen. (S.160 – 167). Weinheim: Beltz

Kopp, I. et al. (2002).Leitlinien als Instrument der Qualitätssicherung in der Medizin. Bundesgesundheitsblatt-Gesundheitsforschung-Gesundheitsschutz 45 (3) S.223-233.

Pedro, www.pedro.fhs.usyd.edu.au7german/tutorial_german.html, (5.1.06)

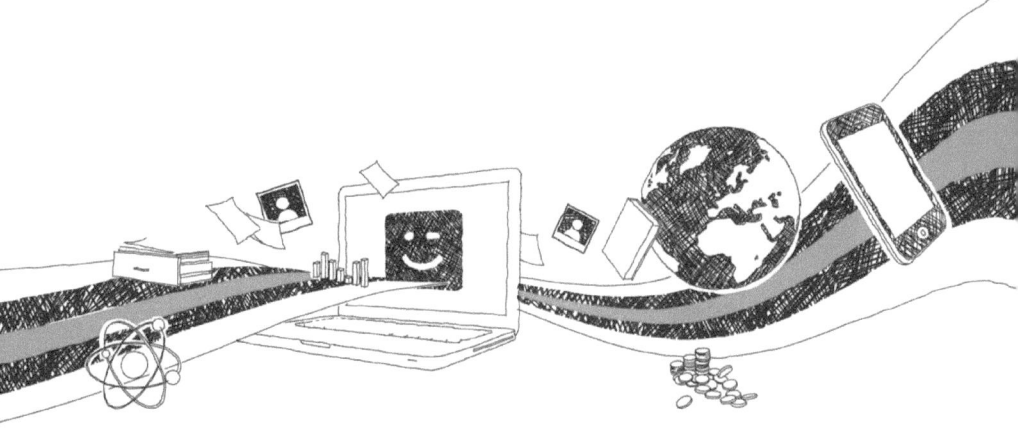
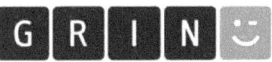